ALZHEIMER

ALZHEIMER

Méthode d'accompagnement

Michelle Fougères

ALZHEIMER

Copyright © 2022 Fougères

Tous droits réservés.

ISBN : 978-2-9558263-1-7

DÉDICACE

A ma petite Magali de RENNES, assistante de soins en gérontologie, tu es le maître YODA de l'accompagnement des résidents. J'ai beaucoup appris à tes côtés.

ALZHEIMER

TABLE DES MATIÈRES

   Remerciements

1 Bienvaillance   n°7

2 L'élimination   n° 11

3 L'alimentation   n°16

4 Le sommeil   n°23

5 Le comportement   n°26

6 La communication   n°30

7 L'hygiène   n°34

8 Les activités   n°46

REMERCIEMENTS

Merci aux patients, aux résidents, aux familles grâce à qui j'ai pu m'améliorer. Merci à mes enfants, Morgane et Alexis, à ma petite-fille d'être mes inconditionnels soutiens. Merci à Magali, à Virginie et Pascal, à Stéphanie, à Carla, à Véronique, à Sabrina, à Isabelle, à Sylvie de toujours m'encourager .

BIENVEILLANCE

Ce guide n'a pas vocation à remplacer un avis médical. Pour ma part, je suis toujours à l'écoute des conseils du médecin.

En tant qu'aide-soignante, j'ai rencontré des familles, des proches ou des aidants de personnes atteintes de la maladie d'Alzheimer, ou apparentées.

Lors de nos échanges, les questions qu'ils me posaient étaient sensiblement les mêmes : « Comment faire ? »

Nous, professionnels, apprenons des techniques afin d'accompagner au mieux. Aussi, je souhaite partager ces connaissances qui m'ont été apportées.

Ensuite, je n'ai jamais croisé une personne atteinte de cette pathologie qui soit semblable à une autre. De plus, il y a différents stades de la maladie.

De fait, le maître-mot à mon sens, n'est autre que l'adaptation.

J'ai beaucoup d'admiration pour les aidants, car ils font face à un tsunami. Ils doivent gérer des problématiques d'intendance et financières, et ce, sans vision d'avenir.

Ils sont courageux et font preuve d'abnégation. Ils sont épuisés, mais ne pensent pas à se reposer, car leur priorité est le bien-être de leur proche malade.

Je trouve leur rôle beaucoup plus difficile que le nôtre, soignants, car nous pouvons souffler lorsque nous finissons notre journée de travail, contrairement à eux.

De plus, lorsqu'il y a de l'amour ou de l'amitié au milieu de la maladie, il est compliqué de prendre du recul.

Le choc de la maladie fait que tout ce qui pourrait paraître évident, ne l'est plus.

C'est pour cela que je souhaite partager ce guide aujourd'hui.

La plupart des techniques que je vais présenter ici vous seront probablement familières et évidentes.

En premier lieu, je m'informe sur la personne : ses goûts, son passé professionnel et personnel.

Cela me donne une bonne base pour l'accompagner au mieux.

En effet, s'il lui reste des bribes de mémoire, je peux axer une activité autour de la pâtisserie, du jardinage.

Il est possible aussi de proposer le visionnage d'un reportage en lien avec le métier qu'elle a exercé.

C'est une belle manière de passer du temps ensemble.

J'ai constaté un fait, en proposant des activités qui provoquent un intérêt.

J'ai remarqué que le comportement changeait, et que l'agitation diminuait également.

Ceci dit, avant tout, les besoins primaires doivent être respectés.

Avoir faim, soif, froid, trop chaud, être malade, avoir dormi deux heures, où l'envie d'aller aux toilettes par exemple.

Ce sont des conditions qui ne prêtent pas à être attentif ou à prendre plaisir à faire une activité.

Dans les exemples qui vont suivre, je vais me mettre en situation, faire comme si j'avais la maladie d'Alzheimer.

L'ÉLIMINATION

J'ai un problème : j'ai envie d'aller aux toilettes, mais je ne sais plus comment le formuler.

D'ailleurs, je ne m'exprime presque plus.

Il est impératif d'être dans de bonnes conditions pour débuter la journée sur une note agréable.

Comment puis-je me sentir bien si je suis constipé ? Comment puis-je accepter de vous suivre pour faire ma toilette alors que je souffre ?

Comment puis-je vous accompagner à ce rendez-vous médical si je me sens dérangée ?

Tout cela, je ne peux pas vous le dire alors vous devrez le deviner. Mon comportement peut vous y aider.

J'ignore où se trouvent les toilettes, et lorsque l'on m'y accompagne, je ne sais plus ce que je suis censée y faire.

En revanche, mon besoin se fait sentir. À cause de cela, je me sens perdue, stressée, angoissée.

Vous arrivez, et devant mon agitation, vous me proposez une sieste.

Je m'agite plus encore.

Vous me proposez de boire, de la nourriture et je commence à vous repousser de manière brutale.

Je vois bien que vous êtes inquiet, mais je ne sais pas comment vous rassurer. À présent, la situation devient intenable, je sens que je vais me souiller.

Je refuse de me sentir négligée, car un vague souvenir de propreté me submerge.

Astuce : Le métier de soignant apprend à anticiper.

Proposer et accompagner aux toilettes à divers moments clé de la journée, avant et après le repas, notamment, est un bon moyen de prévenir.

Cela paraît évident, cependant, il faut se remettre dans le contexte où la famille a d'autres problématiques à résoudre.

Le fait de connaître les habitudes de la personne permet parfois de repérer les heures habituelles du transit, si la personne est réglée comme une horloge.

Si cette situation arrive un matin, j'ai déjeuné et je suis déjà allée aux toilettes. Je vous suggère, dans la recherche de la problématique, de m'y emmener à nouveau.

Il est possible qu'il existe un souci de constipation, par exemple, et que cela crée des douleurs et de l'inconfort.

"L'agressivité" peut découler de ce type de situation.

En institution, les soignants surveillent le transit. Au bout de deux jours sans y aller, le médecin intervient.

Il existe une technique qui peut accélérer le transit, qui consiste à installer la personne aux toilettes et à surélever ses pieds à l'aide d'un petit marchepied.

En effet, cette position fait se « déplier » le colon et descendre les selles.

En amont, vous pouvez également me donner du jus ou de la compote de pruneaux, une eau spéciale que vous trouverez dans tous les commerces.

Vous pouvez aussi me proposer plus de légumes et de fruits, quitte à varier avec des smoothies ou des glaces.

Vous pouvez également pratiquer des massages doux et circulaires sur mon ventre.

Ou encore, me placer une bouillotte pour me soulager.

Évitez de me parler comme si j'avais quatre ans lorsque vous souhaitez m'aider.

Je pourrais me braquer, car j'ai l'impression que je peux encore tout faire sans aide.

Je vous suggère plutôt d'attirer mon attention sur un autre sujet, tout en m'accompagnant aux toilettes.

Si je n'ai pas un horaire de transit déjà réglé, il est possible de le créer.

Proposez-moi d'aller aux toilettes, chaque jour à la même heure afin de conditionner mon cerveau.

Nous ne sommes pas à deux minutes ou à une demi-heure près. Cela paraît contraignant, cependant, vous en constaterez rapidement l'intérêt.

L'ALIMENTATION

Je ne me souviens plus pourquoi il est utile de se nourrir, et encore moins du sens d'une alimentation équilibrée.

Je prends trop de poids, ou bien l'inverse.

Vous pouvez tenter d'équilibrer mon alimentation si j'ai pris trop de poids, ou me proposer une assiette gastronomique si, à l'inverse, j'en ai trop perdu.

Car lorsque je commence à manger mon potage et que je refuse toute autre nourriture plusieurs jours de suite, je vais fatalement souffrir de carences.

Une assiette gastronomique, c'est une seule et même assiette ou l'on retrouve l'entrée, un peu de viande/poisson ou œuf, un peu de féculents, un peu de légumineuses, de la salade et du fromage.

Essayez de finaliser avec une belle présentation semblable à celle d'un restaurant cinq étoiles, avec des petites gouttes de sauce pour susciter l'envie.

Le fait de tout avoir dans la même assiette va m'inciter à picorer un peu de chaque chose et donc de m'auto-équilibrer.

Contrairement à un service où les plats s'enchaînent, si bien que je peux manger un potage en entier puis m'arrêter à une cuillère de purée.

Si j'ai pris trop de poids, l'avantage de l'assiette gastronomique est que vous pouvez diminuer la dose de féculents dans mon assiette. Je l'ai testé avec succès sur des établissements.

Vous pouvez, par ailleurs, faire des gâteaux maisons et remplacer le sucre par d'autres ingrédients.

Cependant, la notion de plaisir garde une part importante dans ma maladie.

Je suis touchée lorsque vous faites en sorte

de me faire plaisir.

Si je suis gourmande, essayez, dans la mesure du possible, de ne pas me priver de gourmandises.

Mon humeur s'en ressentira. Est-ce vraiment grave si je prends quelques grammes ? Il est utile de toujours faire la balance bénéfice/risque.

Vous me direz que c'est du bon sens, cependant, je vois que depuis que j'ai des problèmes de mémoire, chacun à un avis sur ce qui est bon pour moi, jusqu'à en oublier parfois mon plaisir.

Si je ne tiens pas en place, car je suis une ancienne sportive et que je ne peux m'empêcher de marcher, vous pouvez me proposer des aliments que je peux tenir en main de type Finger-Food comme des allumettes au fromage par exemple.

D'ailleurs, il est inutile de me rappeler les règles de bonne conduite, je ne suis pas un enfant, c'est seulement ma mémoire qui me joue des tours.

Je ne cherche pas à vous embêter, c'est plus fort que moi lorsque j'ai besoin de me lever et de marcher.

Par ailleurs, j'apprécie de goûter les préparations, d'où l'intérêt de préparer quelques plats avec moi.

De plus, vous pouvez en profiter pour évoquer avec moi, des recettes qui me permettront de travailler ma mémoire à l'aide de souvenirs.

N'hésitez pas à me montrer des images avant, pendant ou après une recette.

Vous pouvez faire une pause durant la préparation si vous sentez que je fatigue.

L'odorat, le toucher, le goût sont des sens qui me sont toujours accessibles, et tant pis si la carotte est mal épluchée, vous pourrez toujours la récupérer ensuite.

Cela me stimule et me met parfois en appétit.

Si vous m'observez, si vous regardez ce qui me met en joie, vous aurez spontanément des clés pour m'accompagner dans cette aventure.

Lorsque je fais le marché avec vous, même si je ne peux plus m'exprimer, je peux palper un légume.

Je peux m'orienter vers un fruit ou des fleurs qui m'évoquent quelque chose.

Je peux tendre un billet ou des pièces à la vendeuse, avec votre aide. Du moment que vous ne m'infantilisez pas, que vous restez dans la bienveillance, nous serons en accord.

Il est possible que je sois dans une phase de la maladie où je cherche à me sauver.

Dans ce cas, vous ne pourrez faire autrement que de vous adapter et limiter les sorties ou bien prévoir d'être en nombre pour cela.

Il n'y a pas de solution à tout, ne culpabilisez pas, d'autant que vous faites au mieux.

Traitez-moi comme vous aimeriez être traité.

Ainsi, cela vous donne un fil conducteur, même dans la difficulté.

Les soignants sont parfois confrontés à des situations qu'ils n'ont pas abordées à l'école.

Et tant mieux, car il y a une telle variété d'êtres humains et de personnalités et que cela nécessite de s'adapter à chacun.

Ce qui est présenté ici vous semble certainement familier et évident. Les soignants font des piqûres de rappel régulièrement.

L'idée est la même avec ce guide, car les familles, les aidants sont en état de choc face à une annonce brutale.

Certains d'entre eux se sentent démunis et dépassés, d'autres appréhendent et sont en état de stress.

Toutes les expériences pénibles qui ont été entendues ici et là, prennent toute la place dans l'esprit.

En équipe, il est possible de s'appuyer sur ses collègues. Lorsqu'une personne refuse un soin, le soignant peut demander à un collègue de le remplacer.

Mais pour l'aidant, qui va le remplacer ? Lorsque tout bloque, peut-être qu'il serait judicieux de s'arrêter un instant afin de souffler ?

LE SOMMEIL

Les soucis de mémoire liés à l'alimentation peuvent créer une perturbation de mon sommeil.

Si je me réveille la nuit, inutile de chercher à me convaincre que ce n'est pas l'heure de manger.

Nous perdrons du temps, et je me relèverais constamment jusqu'à ce que mon problème soit réglé.

De plus, je risque de me braquer, de m'énerver s'il y a insistance pour me raccompagner dans mon lit alors que mon ventre crie famine.

Je ne dormirais pas et peut-être même que je mettrais ma chambre sens dessus dessous en cherchant frénétiquement de quoi me nourrir.

Il n'y a aucun intérêt à me parler du rythme jour/nuit. Ce fameux rythme que vous connaissez, ne m'est plus familier, il n'a plus de sens pour moi.

Cela dit, il sera possible de recréer cette habitude à force de temps et de patience.

Si vous me donnez une collation, et ce, alors qu'il est deux heures du matin, je me recoucherais, puis, le ventre bien tendu, le sourire aux lèvres, je dormirais du sommeil du juste.

Aussi, je ne saurais que trop vous conseiller de prévoir une collation pour la nuit.

Le lendemain matin, prenez soin de prévenir le petit Paul, sept ans, de ne pas ouvrir ma porte sans sommation.

Il doit frapper à la porte et ne surtout pas allumer la lumière. C'est agressif pour moi et mon réveil s'en trouverait perturbé.

Si je dors profondément, petit Paul pourra éventuellement cogner deux ou trois fois sur la rambarde du lit.

Ainsi, je ne serais pas effrayée.

Petit Paul devra apprendre à ne pas faire de geste brusque devant moi.

Ainsi, lui et moi, nous passerons de bons moments.

Vous l'aurez compris, ce qui est valable pour petit Paul, l'est aussi pour d'autres personnes.

Mes gestes, que vous qualifiez d'agressif, sont la plupart du temps provoqués par des moments de surprise ou de mécontentement.

La personne Alzheimer s'adapte et change ses habitudes pour intégrer ce nouveau monde qui se présente à elle.

C'est un effort minime d'accepter de changer ses habitudes en tant qu'aidant.

LE COMPORTEMENT

Il y a des comportements qui déstabilisent les proches. Encore une fois, il n'existe pas de recette « infaillible » pour les prévenir.

Il peut arriver qu'aucune « technique » ne fonctionne. Prenez du recul. À mes yeux, vous restez des super-héros.

Aujourd'hui, j'entends une conversation houleuse à la fenêtre. Je la confonds avec un événement passé de ma vie.

Mes propos vont vous paraître incohérents, et pourtant, je suis très agitée, donc il faut faire quelque chose.

Ce qui m'importe à cet instant précis, c'est que vous m'écoutiez, que je ne vous sente pas en partance, et ce, même si vous avez du linge à étendre.

Si vous n'avez pas trop de temps, dites-le cependant, le temps que vous m'accordez doit m'être entièrement consacré.

Je perçois finement si vous avez l'esprit ailleurs.

Parfois, lorsque je vous regarde, vous êtes en mouvement rapide. J'ai peut-être des bribes de souvenirs sur l'époque où je travaillais.

Quoiqu'il en soit, puisque vous courez, je dois courir aussi.

C'est dégradant pour moi si vous me dites que je ne peux pas, où que je ne travaille plus.

Vous pouvez me proposer une petite tâche à effectuer pour vous aider.

Je me sentirais utile et je me concentrerais sur cette tâche même le temps de deux minutes.

Tantôt, je peux être totalement concentrée durant une heure sur une action, comme sur le fait de ranger des livres, par exemple.

D'autres fois, cela sera plus bref.

Il faut voir ce qui me convient le mieux à ce moment précis.

Comme évoqué plus haut, je peux être dans une position "agressive". Les raisons peuvent être physiologiques ou autres. Vous ne trouverez pas forcément d'explication à cela.

Par exemple, j'ai un carré de chocolat dans la main et le chien me le chipe. Je me sens frustrée, fâchée et j'ai envie de le frapper.

Vous arrivez sans avoir vu la scène et ne comprenez pas ce qu'il m'arrive. Si vous l'aviez vu, vous auriez pu me proposer un autre carré de chocolat.

Là, il est nécessaire de détourner mon attention. En effet, la gourmandise proposée fonctionne presque à chaque fois.

Cependant, il y a d'autres possibilités en fonction de mon tempérament, de mes goûts ou de mes souvenirs.

Si je suis émue et que je m'apaise en écoutant un air d'opéra, servez-vous de cela en période de crise.

Cependant, si vous me mettez un air d'opéra chaque jour, cela n'aura pas l'effet escompté lors de la crise. Il faudra trouver autre chose.

Si je suis sensible aux câlins, cela peut me détendre de recevoir un baiser ou d'être enlacée.

N'oubliez pas de vérifier mes besoins fondamentaux, car une douleur est peut-être à l'origine de mon attitude.

LA COMMUNICATION

La base, avec les personnes atteintes de la maladie d'Alzheimer, est de parler doucement, sans lever la voix.

Bien sûr, si je suis malentendante, vous n'aurez pas le choix, et vous pourrez aussi vous servir d'une ardoise pour écrire ce que vous voulez me dire.

Cela dit, pensez à vérifier mes appareils auditifs et changer les piles si besoin.

Il faut utiliser des phrases simples, courtes qui attendent des réponses courtes.

Mon histoire de vie a une grande importance. Par exemple, j'étais anciennement professeur à la Sorbonne. J'ai animé un grand nombre de conférences.

Alors, vous pourriez penser que je suis très attachée au dialogue, à la finesse des discours, à l'échange verbal.

Et pourtant, je ne parle à personne, et chaque après-midi, je vocifère des insultes.

Mon soignant a trouvé ce qui me perturbait, et notamment après le repas du midi, j'avais besoin d'aller aux toilettes.

Pour autant, je refuse d'y être accompagnée. Jusqu'au jour où un enfant faisait des mots mêlés à voix haute.

Je lui donnais toutes les réponses en me rapprochant de lui sans échanger aucun regard ni aucun contact physique.

C'est la première fois que je parlais à quelqu'un depuis le début de ma maladie.

Il faut croire que les enfants ont une intuition avec nous, car à d'autres moments, je suis mutique, je ne marche plus, j'ai du mal à me nourrir, je peux rester des heures sur une chaise et refuser de me lever.

Un jour, une maman vient avec son jeune enfant. Je m'éveille en regardant ce petit.

Cela me rappelle des souvenirs, j'ai toujours aimé les enfants.

Comme on me le met dans les bras, j'ai envie de le bercer, et pour la première fois, je dis quelques mots.

Mes mots n'ont pas de sens pour vous, mais ils en ont pour moi.

Comme ce bambin reviendra, je me lève enfin avec plaisir pour tenir sa main et faire quelques pas avec lui.

En somme, j'ai retrouvé un semblant de communication, à la fois verbale et non verbale.

Lorsque vous m'avez regardé dans les yeux, fait des phrases courtes et que vous n'avez pas insisté si je n'ai pas répondu, vous êtes passé au langage non-verbal.

Cette manière d'interagir, lorsque vous m'avez souri, ou tenu la main avec mon accord, est aussi importante que la communication verbale.

Elle peut vous permettre d'obtenir quelques petites choses de moi, et même si cela prend du temps, vous en serez récompensé.

Puisque je ne peux pas vous le dire, il est nécessaire de toujours garder en tête les premiers besoins universels que sont la faim, la soif, l'élimination, la propreté, avoir chaud ou froid, avoir sommeil ou encore l'envie de se changer les idées, entre autres.

En fonction de mon histoire, je ne réagis pas de la même façon que la voisine sur une même problématique.

Par exemple, j'ai l'habitude depuis toujours de prendre un bol de soupe au dîner. Ma voisine, elle, a son menu habituel avec entrée et plat au dîner.

L'HYGIÈNE

Nous évoquions la communication, et cela prend tout son sens lors de la toilette.

Aujourd'hui, je ne sais plus pourquoi il est important de se laver, et même si vous me faites un cours sur l'hygiène, c'est comme si j'entendais un mot sur quatre.

Ce matin, je n'ai pas envie d'aller prendre une douche. Vous pouvez différer ce moment, c'est-à-dire, me le reproposer à un autre moment de la journée.

Il faut bien comprendre que si pour vous, c'est insupportable que je ne prenne pas ma douche au saut du lit, tandis que je n'en ai pas envie, vous allez me braquer.

Vous allez être confronté à mon "agressivité".

Ce que je vois moi, c'est que vous me traitez comme un enfant et que je ne suis pas libre. Je ne comprends pas pourquoi vous faites cela, et je VOUS trouve agressive.

Le moment ne sera agréable ni pour vous, ni pour moi, et je risque de garder cette image en tête durant quelques jours.

Avec la maladie, il est nécessaire pour ma famille d'oublier ses habitudes et d'en créer d'autres.

Pour commencer, il est judicieux de mettre toutes les chances de son côté en préparant l'environnement.

En effet, si vous avez mis le radiateur à trente degrés dans la salle de bain avant que je ne m'y installe, je ne vais pas ressentir ce froid si désagréable qui me rebutera.

Si vous réglez l'eau et que vous me faites tester la température sur le dos de ma main avant de la mettre sur mon corps, ce sera mieux ainsi.

Si je dois la prendre seule, prévoyez un drap ou une serviette au sol pour éviter tout risque d'inondation et donc de chute. On pense à la sécurité en priorité.

Si vous me laissez seule pour aller chercher du savon, je risque de laisser couler l'eau partout, de sortir pour vous rejoindre et de tomber.

L'idéal est d'avoir préparé le savon, les serviettes, le shampoing, les vêtements à portée de main.

Si vous avez prévu du shampoing qui ne pique pas les yeux, c'est encore mieux.

Si je ne peux pas faire ma toilette seule, tâchez de ne pas vous attarder sur mes parties intimes.

L'idéal est de me proposer le gant de toilette pour que je le fasse moi-même. Je pourrais considérer cela comme un viol.

Lorsque vous me lavez, évitez les gestes brusques qui sont douloureux pour moi.

De temps en temps, vous pouvez aussi me préparer un moment de détente.

Si je suis en capacité de prendre un bain et que vous avez installé les bougies avec de l'huile essentielle, de la musique, sans oublier la mousse, vous me mettez en condition pour passer une excellente journée.

Si cela n'est pas possible, le fait de me masser les pieds délicatement s'ils sont douloureux, aura un effet non-négligeable sur moi.

Selon que j'apprécie cela ou pas, un massage crânien ou des épaules est bénéfique aussi.

Vous pourrez en profiter pour vérifier l'état de ma peau. Ma peau est fragile.

En effet, si j'ai une rougeur, une petite douleur que je ne sens pas, je ne vous la communiquerai pas.

Sans action de votre part, cela peut s'amplifier, et aura donc un impact sur mon attitude.

Si je suis un homme qui a toujours utilisé de l'après-rasage, n'hésitez pas à m'en proposer.

Si je suis une femme qui adorait être coquette, vous pouvez me maquiller, me faire une belle coiffure, choisir mes vêtements avec moi et voir le résultat dans le miroir.

Par ailleurs, ce n'est pas parce que j'ai Alzheimer que je n'aime pas les compliments.

Ce moment de soins doit être un moment de bien-être pour moi.

Lorsque vous instaurez une nouvelle habitude, cela vous prendra du temps au départ.

Ensuite, vous aurez tout à y gagner, car je vous suivrais pour faire ma toilette avec plaisir.

J'aurais assimilé l'idée que ce moment qui se fait toujours de la même manière, est un moment agréable pour moi.

En somme, le temps que vous perdez au début, vous le gagnerez ensuite.

Essayez d'en faire un rituel, de faire en sorte que cela soit présenté (à peu près) de la même manière chaque jour.

Cela me rassure dans ma maladie. Vous créez ainsi, un nouveau souvenir.

N'oubliez pas de m'observer. Mes sourcils froncés ou mes dents serrées sont de bons indicateurs lorsque je n'exprime rien.

En règle générale, avant de vous mettre un coup de griffe, j'ai déjà montré que quelque chose n'allait pas.

Lors d'un moment d'hygiène, il y a mille et une raisons pour que je ne me sente pas bien. Comprenez-le.

Peut-être que je ne supporte pas une odeur de cuisine au réveil.

Peut-être que j'ai mal aux jambes, aux pieds, voire partout.

Peut-être que je n'ai dormi que deux heures, ou tout simplement que je n'apprécie pas que vous m'observiez.

Savoir que vous entrez dans mon intimité m'agresse. À moins d'être nudiste, montrer son corps au premier venu n'est pas une habitude de vie.

Il faut que je me sente en grande confiance avec vous.

Pour cela, si vous êtes mon aidant et que j'ai pu faire connaissance avec vous en amont, c'est beaucoup mieux.

Dans tous les cas, respectez mon intimité.

Fermez la porte de la salle de bain, mettez une serviette devant mes parties intimes lorsque je dois faire quelques pas et que je suis complètement nue.

Le fait que vous soyez ma famille ne rend pas ce moment plus facile, sauf si nous sommes une famille qui a vécu ensemble dans la nudité.

Si je suis dans l'incapacité de faire ma toilette seule et que vous devez vous en charger, c'est pire encore.

Il est nécessaire de ne pas s'attarder sur mes parties intimes et de ne pas être trop brusque pour ne pas me faire mal.

Imaginez ce que je ressens à cet instant. Si possible, laissez-moi la faire.

Alors me lever et aller faire ma toilette, je veux bien, mais dans de bonnes conditions.

Sans oublier que lorsque j'étais plus jeune, j'ai connu la guerre et les privations. Je faisais une toilette de chat le soir.

Ma fille n'a pas connu la guerre et prend une douche chaque jour.

Elle n'accepte pas que je fasse une toilette de chat, même si c'est exceptionnel, car à ses yeux, c'est sale.

Mon époque et la sienne sont différentes.

Si je monte en température, je ne vais pas forcément avoir l'énergie de prendre une douche.

Si je reviens d'hospitalisation, non plus.

Plus j'avance dans l'âge, plus il est difficile pour moi de récupérer mon énergie rapidement après une hospitalisation.

Ce n'est pas que je refuse d'aller mieux, c'est mon corps qui reprend ses droits.

Bien sûr, il y a des exceptions. Mon voisin de 88 ans pratique toujours la course à pied.

S'il tombe malade, il le vit comme une force de la nature.

Si j'ai le réveil grincheux, qu'il me faut une bonne demi-heure pour émerger depuis mon adolescence, et que j'ai toujours petit déjeuné avant d'aller me laver, pourquoi devrais-je changer aujourd'hui ?

Vous avez un rythme et des occupations et je comprends qu'il ne fut pas facile de s'adapter à moi.

Il arrive que l'on me mette du parfum systématiquement.

Là encore, je peux en avoir envie un jour et pas le lendemain.

Je me souviens d'une jeune fille qui s'occupait de moi et qui semblait penser que tous les "vieux" sentaient mauvais.

Elle insistait tellement sur le fait que je sentais bon MAINTENANT, que je trouvais cela insultant.

Et si je l'asperge de parfum moi-même ? Quelle sera sa reaction ?

Le nuage de parfum dans lequel elle m'enveloppait, me donnait mal à la tête, je commençais ma journée de très mauvaise humeur.

Les actions des autres ont un impact non-négligeable sur mon bien-être.

Dans les établissements, il n'est pas rare de croiser un soignant qui abuse du parfum de cette manière, sans demander l'avis de l'intéressée.

J'ai besoin d'être considérée comme une personne et que l'on tienne compte de mes envies.

Je n'ai pas besoin que l'on pense et que l'on parle à ma place.

Mon "agressivité" comme vous l'appelez, s'exprime lorsque vous m'installez en prison sans barreaux.

Je peux entrer en guerre avec vous si je me sens bafoué.

LES ACTIVITÉS

J'ai besoin de m'occuper également. Ce que vous pouvez me proposer dépend de la personne que je suis, de ce que j'aime, de mon tempérament.

Il ne faut pas hésiter à tester plusieurs choses.

Vous pouvez me proposer de plier des serviettes, de nettoyer une table, d'éplucher des légumes, de remuer la pâte à gâteau, de lire la recette et de vous indiquer les quantités.

Je n'ai pas perdu tous mes sens. Vous pouvez me faire sentir l'odeur d'une épice, me faire goûter l'acidité d'un citron.

Si vous transformez l'activité cuisine en un jeu, nous pourrons passer un moment agréable.

Parfois, je me souviens de certaines odeurs de plats par exemple, et vous avez le privilège d'en être témoin.

Si vous avez gardé mes anciennes recettes, nous pouvons les cuisiner ensemble.

Il arrive même que j'évoque le plat typique de ma région ou encore le plat du pauvre.

Si nous regardons une émission de cuisine à la télévision, nous pouvons échanger sur la façon de faire ce plat, ou bien du plat que j'ai adoré.

Vous pouvez m'emmener en promenade, me proposer du jardinage ou du bricolage, du tricot, de la broderie ou simplement m'écouter lire à haute voix un livre que j'ai adoré.

Lorsque vous jouez aux devinettes avec le début d'un dicton, je suis fière de vous en donner la fin.

Idem pour les charades, ou les poèmes d'antan.

Je peux aussi chanter les chansons de mon époque. Certaines chansons me donnent envie de danser.

Je peux également m'intéresser à quelque chose de nouveau.

En effet, je peux approuver à petite dose d'écouter les chansons actuelles, cependant, c'est pour vous faire plaisir.

Je suis extrêmement sensible à vos émotions.

Les soins de massage, de bien-être sont une activité que je peux apprécier également.

Le fait de brosser vos cheveux si vous me laissez faire, ou de sortir le chien bras dessus bras dessous, est une activité qui peut me réjouir.

D'ailleurs, en règle générale, les animaux m'interpellent. J'ai l'envie de les caresser, d'en parler où de les observer.

Ne cherchez pas forcément loin, vous pouvez m'occuper avec des moments de vie.

Nous ne sommes pas obligés d'être dans l'action chaque jour.

Cela dit, il faut savoir qu'une journée où je me suis occupée, me permettra en général de passer une bonne nuit.

À ce propos, lorsque vous amorcez la fin de journée, essayez dans la mesure du possible de m'y accompagner dans le calme, de prendre le temps pour m'écouter, me parler et pour que je sois apaisé.

Car tout ce qui se fait dans la précipitation, avec moi, ne fonctionne pas.

Je peux avoir des angoisses nocturnes, ressentir de l'agitation si je ne me sens pas en paix au coucher.

La lecture d'une page de livre peut convenir, l'écoute d'une musique douce, une petite promenade du soir, ou pourquoi pas un bain.

Si je peux dialoguer, c'est un moment d'échange privilégié pour moi.

Si je n'ai plus la possibilité de discuter, je peux apprécier une tisane avant le coucher, ou un petit massage des pieds.

Trouvez ce qui nous correspond à tous les deux, afin que ce soit un moment agréable.

Vous pouvez me faire écouter des musiques actuelles, mais n'en abusez pas.

La musique métal durant ½ heure, va m'énerver.

Si vous mettez cette ambiance toute l'après-midi, je comprends que cela vous fera plaisir. Ce ne sera pas mon cas.

Dans certains établissements, des actions sont mises en place pour débuter la journée.

Un tableau est affiché, avec la date du jour et ce qui est prévu pour la matinée et l'après-midi.

En effet, si vous me posez chaque jour la question en me montrant le calendrier, j'aurai peut-être le réflexe d'au moins le regarder afin de vous répondre.

Si je ne me souviens pas de l'année en cours ou de la date du jour, il m'est possible d'acquérir une nouvelle habitude pour m'y intéresser.

Ma famille veut me faire travailler la mémoire et m'interroge constamment sur mon passé, mes souvenirs.

C'est difficile, car j'ai des images qui me reviennent parfois, mais pas forcément lorsque je suis avec des membres de ma famille.

Je vois bien qu'ils sont tristes.

Ils ont peur que je les oublie, ils luttent pour que cela n'arrive pas.

Ils font une fixette sur ma mémoire et oublient eux-mêmes que je suis toujours là.

L'instant présent compte beaucoup plus dans ma condition actuelle.

Nous pouvons créer de nouveaux souvenirs et partager des moments de joies.

Est-ce qu'il n'est pas plus important de regarder ce que je suis aujourd'hui, plutôt que de ressasser ce que j'ai été hier ?

S'ils pouvaient lâcher prise sur ce qu'ils ne peuvent changer, ce serait plus confortable pour eux, comme pour moi.

Je ne peux plus tout faire comme avant, c'est une réalité. Cependant, je peux faire encore beaucoup de choses.

Dans la vie, vous pouvez aussi vous retrouver avec moins de capacités.

Une grippe suffit pour vous clouer au lit sans pouvoir vous mouvoir ou parler.

Pour ma part, il est possible d'avoir des difficultés à marcher puis de retrouver une certaine aisance après quelques mois.

La mobilisation permet de garder une meilleure santé. Plus on est debout longtemps, mieux on vit.

Si je ne suis pas paraplégique ou tétraplégique, il est utile de m'aider à faire quelques pas ou plus.

Quoiqu'il en soit, si je suis dans un lit toute la journée, le mieux, c'est de m'installer un peu dans un fauteuil.

Les escarres peuvent survenir après avoir été en position assise ou allongée de manière prolongée.

L'escarre au dernier stade est une plaie qui peut atteindre les muscles ou les os.

Avant d'en arriver là, cela commence par une rougeur, qui, lorsque l'on appuie le doigt dessus, devient blanche.

À ce moment-là, il est important de masser délicatement à l'aide d'une huile d'amande douce par exemple.

Il est bon de changer de position à plusieurs reprises.

De fait, si je suis paraplégique et que c'est vous qui me mobilisez, tournez-moi sur le côté gauche puis deux ou trois heures après, sur le côté droit.

Par ailleurs, même sans l'usage de mes jambes, j'ai d'autres possibilités pour m'occuper, me changer les idées et avoir une activité.

Les soignants vérifient également le risque de phlébite, lorsque j'ai du mal à me mobiliser pour une activité.

Les signes sur lesquels il est nécessaire d'être attentif sont la rougeur de la jambe, sa chaleur, son gonflement et la douleur.

Une phlébite est une urgence, il faut composer le 15 ou le 112.

Lors de mon repas, il peut arriver que je fasse une fausse route.

Heureusement, ma famille à trouvé la parade depuis que je ne peux plus mâcher mes aliments. Ils me proposent des repas mixés.

La cousine Victorine, championne du bourguignon et du couscous, les mixe en ajoutant de la sauce pour une faire une purée.

Après, il s'agit de savourer sans précipitation pour ne pas m'étouffer.

Si je n'aime pas le plat, je suis capable de garder de la nourriture dans ma bouche, et de faire une fausse route, lors de l'activité, cinq minutes après.

La vigilance s'impose.

Je me lève pour danser le tango. Joyeuse, je tourne encore et encore, ravie de retrouver les pas de danse que j'ai connu dans le passé.

J'ai tellement d'énergie que je finis par tomber.

Il vous faut vérifier que je n'ai rien de cassé et que ma tête n'a pas frappé le sol.

Vous devrez me surveiller durant quarante-huit heures, afin de vérifier si je ne fais pas une poussée de fièvre ou que je ne sois pas comateuse.

N'oubliez pas que mes réactions restent imprévisibles.

Bien sûr, je peux également danser sans incidents. Il arrive que je force sur la danse ou une autre activité et que je sois très douloureuse le lendemain.

Étant donné que vous m'avez accompagné, vous avez compris que dès mon réveil, je ne vais pas bien et vous savez pourquoi.

Vous vous adapterez donc à ma condition physique et mentale et vous m'offrirez une journée de détente.

Ma maladie est une aventure, pour moi comme pour vous. C'est main dans la main que nous avancerons.

Alors si je n'avais qu'un conseil à vous donner, cela serait de faire selon vos possibilités, vos moyens, et si un jour ne se passe pas de la façon dont vous le souhaiteriez… Alors comme le dit la chanson : « Cela ira mieux demain ».

Ensemble, rien n'est impossible. Avec de la patience, nous y arriverons.

Mon petit clin d'œil, c'est que moi, qui suis atteint de la maladie d'Alzheimer, je ne demande qu'à vous aider.

ALZHEIMER

Ce livre a été imprimé en France

Dépôt légal : Mai 2022

À PROPOS DE L'AUTEUR

J'ai travaillé en service de médecine, de chirurgie, de bloc opératoire, en salle de réveil, en cardiologie, en soin intensif, aux urgences, en réanimation et en pédiatrie notamment. Mon travail le plus riche a été auprès des personnes ayant la maladie d'Alzheimer ou apparentées. Je pense que les anciens sont des sages. J'aimerais que la société leur redonne une place de valeur. Je m'efforce de les valoriser à mon petit niveau et ils me le rendent bien.

www.ingramcontent.com/pod-product-compliance
Lightning Source LLC
Chambersburg PA
CBHW071122240526
45465CB00022B/759